OBSERVATIONS

D'OPHTHALMOLOGIE

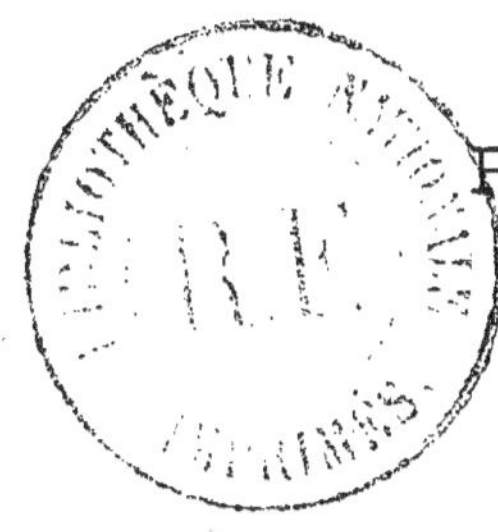

PAR LE Dr TEILLAIS

DE NANTES

Professeur de clinique ophthalmologique, Membre correspondant
de la Société anatomique de Paris.

<hr>

NANTES,

Mme Ve C. MELLINET, IMPRIMEUR DE LA SOCIÉTÉ ACADÉMIQUE,
Place du Pilori, 5.

1876

CATARACTE DIABÉTIQUE

GLUCOSE DANS LE CRISTALLIN

Si de bonne heure la corrélation avec le diabète, de troubles oculaires multiples, désignés le plus souvent par les termes vagues d'amblyopie, de faiblesse de la vue, a été reconnue, il n'en a pas été de même de la cataracte dite diabétique.

Hâtons-nous de dire cependant que son individualité longtemps contestée par les auteurs les plus recommandables qui voulaient qu'elle fût seulement une complication accidentelle, est généralement admise aujourd'hui.

Dès 1854, Lohmeyer avançait que les cataractes se produisaient quand les éléments nutritifs des liquides de l'œil faisaient défaut ou que leur composition était altérée par une substance étrangère, du sucre, par exemple.

En 1857, Kunde faisait naître chez les grenouilles des cataractes à volonté après leur avoir soustrait une certaine quantité d'eau.

L'année suivante, de Grœf prétendait que la cataracte atteignait le quart des diabétiques.

Enfin, Lécorché, dans un article remarquable qu'il publia dans les *Archives générales de médecine*, faisait un exposé complet de la question, et s'inspirant des travaux antérieurs, émettait cette opinion : « Qu'on pouvait considérer les pertes

considérables que subit tout malade glycosurique, comme
analogues à celles qu'on produit chez les batraciens en leur
enlevant la partie aqueuse du sang par des purgatifs
salins. »

Il n'est certes pas besoin d'un nouveau fait pour affirmer
davantage la nature de cette cataracte ; cependant il offrira
peut-être quelque intérêt s'il résume à lui seul un ensemble
de signes déjà connus, mais disséminés dans différentes observations.

Dans ce moment, j'attirerai en particulier l'attention sur
la présence du sucre dans le cristallin que je suis arrivé à
constater avec le savant concours de M. Ménier, pharmacien,
professeur à l'Ecole de médecine de Nantes.

OBSERVATION. — Le 16 mai dernier, une jeune fille de 25
ans, Louise R..., fermière, atteinte de cataracte double, était
amenée à ma clinique.

Quant à sa santé générale, elle paraissait des plus altérées.
Robuste, jusqu'à l'âge de 20 ans, et n'ayant jamais eu d'autres
maladies, elle avait vu peu à peu ses forces l'abandonner et
malgré un appétit constant et exagéré, elle était arrivée, sans
souffrir, à une maigreur extrême.

Je ne veux décrire ni la marche de la maladie, ni tous les
symptômes de la consomption diabétique qu'elle présentait à
un haut degré.

Je me bornerai à dire que les organes respiratoires étaient
intacts et qu'il n'y avait pas d'autres complications viscérales.
Les règles étaient supprimées depuis six mois.

La température axillaire prise à différents intervalles, pendant son séjour chez moi, fut constamment au-dessous de 36°.

La quantité de boisson et d'urine en 24 heures était de trois
litres.

La première analyse donna 96 grammes de sucre pour
1,000 ; la seconde, faite huit jours après, 88 pour 1,000.

La troisième, qui fut faite quelques jours avant son départ de Nantes, après qu'elle eut subi ses deux opérations, donna les résultats suivants :

Odeur normale, couleur pâle un peu opaline ; réaction acide au papier de tournesol.

Densité : 1,052 à la température de 19°.

La quantité de sucre évaluée, par la liqueur de Fehling, est de 97 grammes pour 1,000.

Les principaux éléments de l'urine sont :

Matières organiques	109
Sels	6
Eau	891
Sucre	97
Urée	5
Matières extractives	1
Acide urique	0

REMARQUE. — L'urine n'a donné lieu à aucun sédiment ; au bout de quelques jours, la fermentation a commencé à se manifester par le dégagement de quelques bulles de gaz.

Pendant deux ans la malade s'était plainte plusieurs fois de troubles de la vue qu'elle attribuait à son état de faiblesse et qui ne tardaient pas, du reste, à disparaître en laissant les yeux dans leur intégrité. C'était sans doute de l'amblyopie intermittente.

Au mois d'octobre 1875, un voile, suivant son expression, qui s'épaissit de jour en jour, couvrit les deux yeux en même temps, de telle façon qu'au bout de trois semaines elle ne distingua plus que le jour de la nuit.

Chose remarquable, au mois de janvier suivant, pendant une quinzaine de jours, prétend-elle, la vision s'améliora au point de lui permettre de reconnaître les objets qui l'entouraient, et même leur couleur. N'est-ce pas un nouvel exemple de résorption partielle qui a été signalée en particulier dans les cataractes diabétiques qui ont rétrogradé au début, alors que temporairement la santé générale s'améliorait ?

Après cela, elle redevint aveugle sans présenter de particularité.

Les cataractes avaient l'aspect blanc laiteux comme celles de consistance molle.

Après m'être assuré par l'examen préalable, de l'état des membranes profondes de l'œil, sans me faire d'illusion sur la gravité du pronostic d'un semblable diabète et sans ignorer qn'un léger traumatisme peut, dans ce cas, déterminer une mortification, je souscrivis au désir de la malade.

Le 22 mai, j'opérai l'œil droit par la méthode d'extraction linéaire. Deux jours après, les deux lèvres de la plaie étaient parfaitement agglutinées.

Le 2 juin, j'opérai l'œil gauche par le même procédé. Cinq jours auparavant, j'avais même fait subir à cet œil un autre traumatisme. Voulant connaître la constitution chimique de l'humeur aqueuse, j'avais fait la paracentèse de la chambre antérieure. La malade quittait son lit le 7 juin. La guérison s'acheva sans aucune entrave.

C'étaient, comme nous l'avions supposé, des cataractes corticales demi-molles.

J'eus l'idée alors de rechercher si le cristallin contenait du glucose. Voici le résumé des opérations :

1º Quand on traite directement par la liqueur de Fehling bouillante une petite portion de la substance cristallinienne, celle-ci prend une couleur violet sombre analogue à celle de l'albumine soumise au même réactif. Il n'y a pas de réduction;

2ª On laisse la substance en contact avec quelques gouttes d'alcool absolu dans un petit flacon bouché. Le lendemain, une goutte de cet alcool jetée sur la liqueur de Fehling bouillante, donnait immédiatement sur ses bords un précipité jaune vert qui ne tardait pas à prendre la couleur rouge de l'oxyde cuivrique ;

3° Un troisième essai fut fait avec la totalité de la substance. Elle fut épuisée à plusieurs reprises par l'alcool froid, puis par l'alcool bouillant, et les liqueurs réunies et filtrées ne donnèrent qu'un résidu très-faible. Repris par une très-petite quantité d'eau et ajouté à la liqueur de Fehling, il donne une réaction très-nette et bien caractéristique de la présence du glucose dans le cristallin.

Après trois mois, la santé de la malade ne s'est pas amendée, mais il n'y a pas eu du moins d'aggravation. La vision est restée satisfaisante des deux côtés. L'acuité peut être ainsi estimée : $S = \frac{2}{3}$.

En résumé, je relèverai d'abord la découverte de la présence du sucre dans le cristallin, jusqu'ici contestée.

Puis, je rappellerai la série des nombreux phénomènes qui se sont produits depuis l'invasion de la maladie et qui, par leur ensemble, donnent, si je peux ainsi parler, un caractère typique à cette observation :

Amblyopie passagère, intermittente.

Formation rapide et simultanée de cataracte double.

Résorption partielle et momentanée des deux cataractes et par suite amélioration notable de la vision pendant quinze jours.

Intégrité des membranes profondes de l'œil, malgré la gravité et l'intensité des symptômes diabétiques.

Guérison sans complications d'aucune sorte de deux extractions linéaires faites presque simultanément. chez une diabétique au plus haut degré de la consomption et succès persistant après cinq mois. (Glucose, 98 pour 1000. — Température axillaire se maintenant au-dessous de 36°.)

Sans ignorer les réussites déjà obtenues à la suite d'extractions de semblables cataractes, je ne dois pas oublier non plus que naguère encore on proscrivait cette opération comme inutile, sinon comme dangereuse.

Pour être assurément placé sur un mauvais terrain, doit-on cependant s'abstenir d'une intervention chirurgicale qui peut délivrer un malade déjà fort accablé par ailleurs, ne fût-ce que pour un temps, de la plus cruelle infirmité ?

Les déceptions pourront ne pas manquer ; mais, puisqu'il m'a été donné de réussir dans le cas présent, c'est-à-dire dans les circonstances les plus défavorables, j'estime qu'on est presque toujours autorisé à tenter l'opération et qu'ainsi on rendra souvent de réels services.

Nantes, août 1876.

OPHTHALMIE SYMPATHIQUE

ÉNUCLÉATION DE L'ŒIL

Il y a quinze mois environ, Mlle R..., âgée de dix-huit ans, était victime d'un traumatisme de l'œil gauche occasionné par l'éclat d'un siphon d'eau de Seltz.

Elle se trouvait à peu près à deux mètres de la bouteille qui venait d'être chargée, lorsque l'explosion se produisit. Couverte de fragments de verre, elle fut blessée en même temps à l'œil gauche, aux deux bras et à la main droite.

Je la vis le lendemain de l'accident. L'œil gauche présentait une plaie pénétrante intéressant la sclérotique jusqu'à sa jonction avec la cornée qui était intacte. D'une étendue de 6 millimètres, elle avait la direction du muscle droit interne.

Les deux lèvres de la plaie étaient maintenues béantes par une hernie du corps vitré. La tuméfaction des paupières était considérable et la conjonctive bulbaire fort injectée. La vision avait été immédiatement abolie et ne devait plus se rétablir.

Le traitement consista dans des applications froides et l'usage du bandeau compressif. Le repos au lit fut gardé pendant huit jours. Instillations d'atropine.

Au bout de trois semaines, l'injection avait beaucoup diminué et la douleur qui avait toujours été modérée n'existait pour ainsi dire plus.

La plaie était cicatrisée avec un léger enfoncement de la sclérotique.

L'œil droit était parfaitement intact, mais dès ce moment, il y avait un problème à résoudre.

Le corps vulnérant était-il resté dans l'œil ? Dans ce cas, l'inflammation sympathique était imminente. Du reste, pour qu'elle se produisît, il n'y avait pas besoin de la présence du corps étranger dans l'organe, car on sait qu'il suffit d'une plaie de la région ciliaire. Je fis part de mes appréhensions à la famille et je parlai de l'énucléation de l'œil comme d'une chose éventuelle. -

Peu à peu les phénomènes inflammatoires s'amendèrent, l'œil gauche s'atrophia légèrement sans paraître exercer sur l'œil droit une influence pernicieuse.

Il y a cinq mois, une vive douleur s'empara tout-à-coup de l'organe blessé, avec injection considérable et photophobie.

Pendant quelques jours j'essayai en vain de moyens palliatifs.

Je proposai alors l'énucléation de l'œil blessé, dans l'intérêt de son congénère, qui me paraissait gravement menacé ; mais elle fut repoussée par la famille.

Ce fut en vain que j'insistai davantage lorsque de vagues douleurs se manifestèrent dans l'œil sain qui, du reste, ne présentait aucune lésion à l'ophthalmoscope.

Mais la vision avait subi déjà des troubles de mauvais présage. Une légère photophobie en même temps qu'une diminution de l'acuité visuelle constituait pour moi cette forme qu'on a appelée l'amblyopie sympathique.

Enfin, ce n'est qu'il y a un mois, après avoir pris, à Paris, des conseils exactement conformes aux miens, que je pratiquai l'énucléation après avoir chloroformé la malade.

L'opération se fit sans entrave et la guérison pouvait être considérée comme complète au bout de douze jours.

Aujourd'hui toute douleur a cessé des deux côtés et l'on peut dire, *ce qui est le trait important de cette observation,* que l'œil droit a recouvré l'intégrité de ses fonctions, c'est-à-dire que l'ophthalmie sympathique qui avait revêtu la forme d'amblyopie, dans le cas présent, a été guérie par l'énucléation de l'œil gauche.

La cause réelle de tous les accidents et que je soupçonnais, était la présence dans l'œil d'un fragment de verre do 1 centimètre qui était allé se loger profondément dans la sclérotique en bas et à 1 millimètre environ au-dessous du nerf optique. Il était enkysté dans l'épaisseur même de la sclérotique.

La malade avait donc gardé pendant dix mois un corps étranger volumineux, sans en éprouver la moindre gêne.

Ce n'est que dans les cinq derniers mois qu'il révéla sa présence par les phénomènes redoutables que j'ai relatés.

L'énucléation de l'œil n'est pas toujours suivie de succès, surtout si le malade a voulu la retarder quand même, après l'apparition des troubles sympathiques.

Cependant elle doit être considérée comme le seul remède efficace.

Aussi ne doit-on pas s'étonner que dans le dernier Congrès ophthalmologique de Londres, plusieurs orateurs aient soutenu « qu'il y avait avantage à faire l'énucléation immédiate de tout œil complètement perdu à la suite d'une blessure. » Mais longtemps encore les malades résisteront à cette opération prophylactique, bien qu'il s'agisse de les séparer d'un organe à jamais perdu.

Octobre 1876.

TROIS OBSERVATIONS

RUPTURE DE LA CHOROÏDE

J'ai eu l'occasion d'examiner dans l'espace de quelques mois, chez trois malades dont je vais vous lire les observations, une lésion des plus rares aujourd'hui et qui, avant la découverte de l'ophthalmoscope, était fatalement méconnue. A la suite d'un traumatisme, j'ai constaté trois fois des ruptures de la choroïde. Je n'en avais vu qu'un seul exemple, il y a sept ans environ, lorsque je suivais la clinique de M. de Wecker.

De Grœf est le premier qui, en 1854, ait publié dans *Archiv fur Ophthalmologie* deux cas de division de la choroïde, encore ne donne-t-il pas de détail sur la nature du corps vulnérant. Depuis ce temps un certain nombre d'observations et de travaux ont été publiés sur cette question, en particulier ceux de MM. Hillencamp et Caillet, qui se sont même livrés à des expériences sur des chiens et des lapins, afin d'expliquer le mécanisme de cette lésion.

Cependant les traités classiques ne font encore que la mentionner ; seul, M. de Wecker, dans son *Traité des maladies du fond de l'œil*, y consacre un chapitre.

En somme, à la fin de 1869, époque où parut le travail de

M. Caillet, le nombre de cas de rupture isolée de la choroïde s'élevait à vingt et un.

Avant d'aller plus loin, il me paraît bon de fixer les esprits sur ce qu'on doit entendre par rupture de la choroïde. Cela ne veut pas dire, en effet, que cette solution de continuité doive exister seule, sans lésions concomitantes intra ou extra-oculaires et sans complication de différente nature. On conçoit, en effet, qu'étant toujours due à un traumatisme souvent très-considérable, elle soit accompagnée de désordres nombreux. C'est ainsi que de Grœf mentionne une fracture des os propres du nez ; Franck, une plaie de la région sus-orbitaire ; Haase, dans un cas, une fracture du maxillaire supérieur et dans un autre une luxation du cristallin.

On doit donc appeler rupture isolée de la choroïde, une division de cette membrane dans un point quelconque du fond de l'œil, alors qu'en avant, la rétine et, en arrière, la sclérotique, sont intactes. C'est la définition que j'adopte avec les auteurs déjà cités.

PREMIÈRE OBSERVATION.

Le matin du 15 novembre 1875, le nommé S..., âgé de dix-huit ans, né à Auray, a reçu sur l'œil gauche une balle élastique, lancée avec force à une distance de dix mètres environ. Cette contusion violente le fit s'évanouir sur-le-champ et quand il revint à lui, il éprouvait une douleur intolérable qui dura jusqu'au soir ; la nuit fut assez bonne ; quant à la vision, elle fut tout à coup complètement abolie du côté gauche et devint même trouble du côté droit. Ce ne fut que quatre jours après l'accident que le malade commença à avoir une vague perception de la lumière.

L'œil paraissait avoir augmenté considérablement de volume,

les paupières étaient gonflées et ecchymosées. Il s'était fait aussi un épanchement sous-conjonctival très-abondant.

Quand M. S... se présenta chez moi, le 3 décembre, les parties avaient à peu près repris leur apparence normale ; un reste d'extravasation sanguine existait encore sous la conjonctive, qui avait une teinte jaune.

La consistance de l'œil était bonne. La pupille assez dilatée avait la forme ovale ; cependant la mydriase n'était pas complète. Le malade, depuis longtemps, n'éprouvait plus aucune douleur ; il se plaignait seulement d'y voir à peine de l'œil gauche.

En effet, l'acuité centrale était considérablement diminuée : il pouvait voir seulement les doigts à un mètre et lisait le numéro 20 de l'échelle de Snellen à 0ᵐ40ᶜ.

La vision périphérique était aussi sensiblement rétrécie. A l'ophthalmoscope, je constatai à l'image renversée en bas et un peu en dehors, c'est-à-dire en haut et un peu en dedans, une tache triangulaire assez foncée, recouverte d'un pointillé noir-brun, qui était due évidemment à un épanchement de sang en voie de résorption. Le sommet du triangle touchait presque au bord papillaire. L'humeur vitrée était légèrement trouble, sans qu'il y eut cependant de flocons appréciables. Je ne pus constater d'autres lésions ; les vaisseaux me parurent avoir leur volume et leur direction ordinaire.

J'instillai du sulfate d'Eserine qui réduisit facilement la dilatation pupillaire et me fit voir un tremblement de l'iris dans sa moitié supérieure.

Le traitement fut ainsi institué. Tous les jours instillation de un milligramme d'Eserine ; tous les deux jours ,application d'une ventouse Heurteloup sur la tempe gauche, jusqu'au nombre de cinq. Iodure de potassium à l'intérieur.

Au bout de vingt jours, il s'était produit une amélioration

sensible. La pupille, quoique un peu dilatée, était devenue contractile et la vision avait gagné, à ce point, que l'acuité mesurée avec soin pouvait être représentée par $S = \frac{2}{3}$, qui se maintint du reste jusqu'au départ.

Le fond de l'œil offrait alors le spectacle suivant : le triangle existait toujours, mais la coloration, de brune était devenue grisâtre, par suite de la résorption de l'épanchement, puis on apercevait comme une perpendiculaire abaissée du sommet à la base, une ligne blanche dont la longueur faisait à peu près trois fois le diamètre de la papille. Le vaisseau rétinien, qui se divisait à ce niveau, passait devant elle. (Fig. 1:)

J'avais affaire à une rupture de la choroïde et encore à une forme rare qui se rapproche de celles rapportées dans une observation de De Grœf et dans une de Frank, où les ruptures partaient du bord de la papille en forme de rayons.

Or, le siége le plus fréquent de cette lésion se trouve dans le voisinage du pôle postérieur, non loin de la tache jaune et plus souvent en dehors qu'en dedans du nerf optique.

En résumé, la rupture isolée de la choroïde était accompagnée d'une ecchymose sous-conjonctivale, d'une mydriase moyenne avec forme ovale de la pupille, d'un ébranlement de l'iris limité à sa partie supérieure, d'un épanchement sanguin de la choroïde entourant la solution de continuité. La sclérotique et la rétine étaient intactes.

DEUXIÈME OBSERVATION.

Le 29 avril 1875, le nommé M..., âgé de trente-deux ans, voyageur de commerce, ayant son domicile à Paris, reçut, à la suite d'une querelle dans un café de Nantes, un porte-allumettes sur l'œil droit.

Il vint chez moi le lendemain de l'accident. Le gonflement

des paupières était considérable et même la tuméfaction était telle qu'on pouvait à peine les ouvrir.

Je pus cependant constater qu'il y avait une mydriase, mais il ne m'était pas permis de faire aucun examen du fond de l'œil. Pendant trois jours je me bornai à lui prescrire des lotions d'eau glacée et à l'application du bandeau compressif.

La douleur étant moins vive et le gonflement ayant diminué il désira repartir pour Paris ; il alla consulter M. de Wecker.

Au mois de novembre suivant, de passage à Nantes, il vint me voir et me raconta que pendant vingt jours il avait eu une cécité complète de l'œil droit. Comme traitement on lui avait fait des applications de glaces, des instillations d'atropine ; on avait continué le bandeau compressif.

Pendant un mois environ, la vision centrale fut considérablement troublée par un phénomène qu'on retrouve dans la plupart des observations. C'est un scotome central qui, comme une bande, coupe les objets. Et on a pu même quelquefois s'assurer que sa forme répondait à celle de la déchirure du fond de l'œil. Il voyait ainsi les objets plus petits qu'ils n'étaient réellement d'un tiers environ.

Quand je l'examinai, sa pupille était ovale et légèrement dilatée ; il y avait un léger déplacement du cristallin en haut avec inclinaison de son bord supérieur en arrière.

A l'ophthalmoscope je trouvai des troubles profonds de l'humeur vitrée. De nombreux flocons mobiles indiquaient qu'un abondant épanchement sanguin s'y était fixé. Il n'y avait pas de lésion rétinienne, mais la choroïde présentait quatre ruptures. L'une très-grande, la plus éloignée de la papille, et les trois autres de petites dimensions : toutes traversées par des vaisseaux rétiniens. (Fig. 2.)

Je pus alors constater, en me servant de l'ophthalmoscope binoculaire de Giraud Teulon qui, comme on sait, donne la sensation de relief, que les déchirures étaient placées sur un plan postérieur à celui des vaisseaux rétiniens. Mais je n'ai pu m'assurer que leurs bords étaient taillés à pic, ni voir, à l'aide de l'éclairage oblique fait avec le miroir ophthalmoscopique, comme le prétend Mauthner, la projection sur la rupture de l'ombre des vaisseaux.

M. Masselon, le chef de clinique de M. de Wecker, m'a donné, avec une obligeance dont je le remercie, des renseignements conformes au diagnostic que j'avais porté.

L'examen de la réfraction de l'œil droit, prise un an après l'accident, donne le résultat suivant :

$$H^t = 2 \text{ diopt.} \left(\tfrac{1}{18}\right) \quad S = \tfrac{1}{5}$$

Ce qu'on doit relever dans cette observation, c'est d'abord le nombre des ruptures qui s'élève jusqu'à quatre ; la présence du scotome central, la luxation du cristallin et le trouble profond et persistant de la vision, puisque l'acuité est descendue à $\tfrac{1}{5}$.

La luxation du cristallin a déjà été notée ; mais il est à remarquer que, quelle que fût la violence du traumatisme, jamais jusqu'ici il ne s'est produit de cataracte en même temps qu'une déchirure isolée de la choroïde.

TROISIÈME OBSERVATION.

M. D..., âgé de quarante-cinq ans, avocat, reçut, à la chasse, le 5 janvier, une trentaine de grains de plomb tant sur la figure que sur les mains. L'un d'eux vint frapper la partie supérieure de l'œil gauche et produire une plaie peu profonde, puisqu'il n'y séjourna pas, à la paupière supérieure immédiatement au-dessous du sourcil.

La douleur fut très-intense, mais ne dura que quelques

minutes. L'œil fut très-injecté , sans gonflement notable des paupières.

Il n'y en avait pas moins une cécité complète de l'œil gauche qui dura deux jours.

On fit immédiatement des applications de sangsues, après lesquelles la vision commença à se rétablir. Huit jours après, M. D... vint à Nantes me consulter.

Il y avait alors une injection modérée de la conjonctive et la pupille était ovale et sensiblement dilatée. La petite plaie de la paupière était cicatrisée, mais j'ai dit qu'elle était légère. Le malade aurait pu à peine y voir à se conduire avec l'œil contusionné.

A l'ophthalmoscope, je constatai un trouble profond du corps vitré, qui ne me permit pas de vérifier les lésions du fond de l'œil.

Ce ne fut que dix jours après que je pus diagnostiquer sûrement une rupture de la choroïde. Une grande partie de l'épanchement était résorbé et le malade se plaignait de voir une foule de points noirs s'agiter devant lui. Il insistait surtout sur un signe déjà noté dans la deuxième observation. Tous les objets lui paraissaient divisés par une bande noire qu'il estimait être de la largeur de trois doigts, à vingt pieds environ.

Pour avoir la perception nette, pour lire à un mètre, par exemple, le nº 1 de Snellen, il regardait soit au-dessus de la lettre, soit au-dessous.

La déchirure avait la forme d'une longue bandelette étroite, courbe, et dont la concavité était dirigée vers la papille. Il n'y avait pas d'autre lésion. (Fig. 3.)

Comme nous l'avons dit, la vision centrale était interceptée par un scotome. La vision périphérique était normale.

J'appliquai la ventouse Heurteloup et ordonnai des frictions à l'onguent mercuriel ; iodure de potassium à l'intérieur.

Vers le milieu du mois de février, une amélioration sensible se manifesta.

L'acuité à ce moment s'était relevée sensiblement, $S = \frac{4}{3}$. Le scotome central avait même disparu.

Cet état resta stationnaire jusqu'au mois de mai dernier. Il ne s'était produit aucun changement au fond de l'œil. Il n'était advenu aucune complication, mais la vision s'était abaissée. M. D... compte les doigts à 0,60 centimètres, mais ne peut plus lire.

La rétine étant saine, il est difficile d'expliquer une pareille altération visuelle. Il faut admettre que la contusion a dû produire un changement moléculaire qu'il ne nous est pas donné d'apprécier.

Nantes, imp. de Mme v^e C. Mellinet, place du Pilori, 5.

Fig. 1.

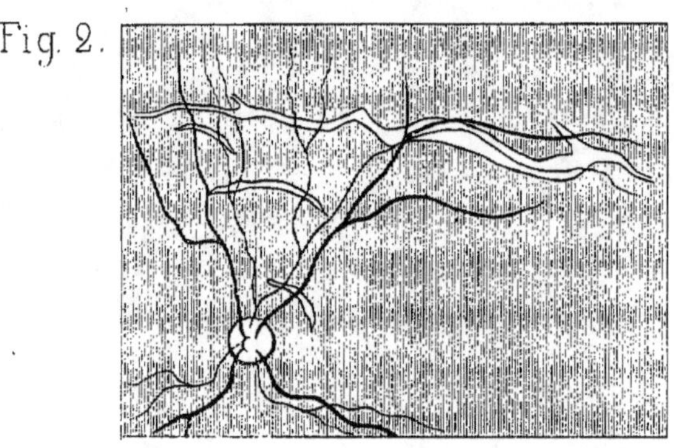

Fig. 2.

Fig. 3.

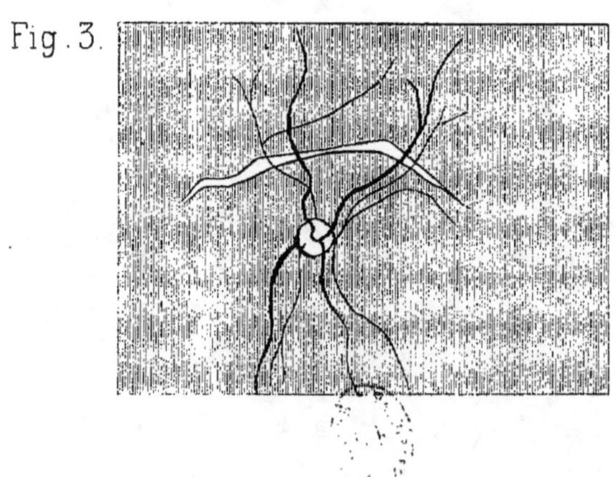